Bilan Vestibulaire et Implant Cochléaire

Laetitia Robard

Bilan Vestibulaire et Implant Cochléaire

Etude prospective au CHU de Caen

Presses Académiques Francophones

Impressum / Mentions légales

Bibliografische Information der Deutschen Nationalbibliothek: Die Deutsche Nationalbibliothek verzeichnet diese Publikation in der Deutschen Nationalbibliografie; detaillierte bibliografische Daten sind im Internet über http://dnb.d-nb.de abrufbar.
Alle in diesem Buch genannten Marken und Produktnamen unterliegen warenzeichen-, marken- oder patentrechtlichem Schutz bzw. sind Warenzeichen oder eingetragene Warenzeichen der jeweiligen Inhaber. Die Wiedergabe von Marken, Produktnamen, Gebrauchsnamen, Handelsnamen, Warenbezeichnungen u.s.w. in diesem Werk berechtigt auch ohne besondere Kennzeichnung nicht zu der Annahme, dass solche Namen im Sinne der Warenzeichen- und Markenschutzgesetzgebung als frei zu betrachten wären und daher von jedermann benutzt werden dürften.

Information bibliographique publiée par la Deutsche Nationalbibliothek: La Deutsche Nationalbibliothek inscrit cette publication à la Deutsche Nationalbibliografie; des données bibliographiques détaillées sont disponibles sur internet à l'adresse http://dnb.d-nb.de.
Toutes marques et noms de produits mentionnés dans ce livre demeurent sous la protection des marques, des marques déposées et des brevets, et sont des marques ou des marques déposées de leurs détenteurs respectifs. L'utilisation des marques, noms de produits, noms communs, noms commerciaux, descriptions de produits, etc, même sans qu'ils soient mentionnés de façon particulière dans ce livre ne signifie en aucune façon que ces noms peuvent être utilisés sans restriction à l'égard de la législation pour la protection des marques et des marques déposées et pourraient donc être utilisés par quiconque.

Coverbild / Photo de couverture: www.ingimage.com

Verlag / Editeur:
Presses Académiques Francophones
ist ein Imprint der / est une marque déposée de
OmniScriptum GmbH & Co. KG
Heinrich-Böcking-Str. 6-8, 66121 Saarbrücken, Deutschland / Allemagne
Email: info@presses-academiques.com

Herstellung: siehe letzte Seite /
Impression: voir la dernière page
ISBN: 978-3-8416-2684-4

Table des matières

BILAN VESTIBULAIRE ET IMPLANT COCHLÉAIRE

1. Introduction

Depuis plus de 30 ans chez l'adulte et plus de 20 ans chez l'enfant, l'implantation cochléaire a pour objectif de restaurer ou d'instaurer une fonction auditive pour les patients souffrant de surdité pré ou post linguale. Cette fonction permet à un sujet adulte d'acquérir la capacité d'alerte et la perception sonore pour maintenir une communication. Chez l'enfant s'ajoutent le développement du langage et l'intégration scolaire. L'implantation cochléaire concernait en 2007 plus de 500 patients en France et plus de 100 000 patients dans le monde (1). Il existe actuellement 29 centres d'implantation cochléaire en France métropolitaine, des centres référents et des équipes d'hôpitaux publics avec soutien exceptionnel. Deux centres implantent uniquement des enfants.

Les patients concernés par l'implant cochléaire sont atteints d'une surdité neurosensorielle bilatérale sévère à profonde, non améliorée par les prothèses auditives conventionnelles. Ils doivent être motivés par cette technologie. Ces surdités, en dehors d'une implantation cochléaire, sont à l'origine d'un handicap définitif et d'une dégradation de la qualité de vie (2). Les poses d'implant sont systématiquement précédées d'un essai prothétique optimisé. Chez l'enfant, l'implantation doit être la plus précoce possible (3). Chez l'adulte, il n'y a pas de limite d'âge à l'implantation sous couvert d'une évaluation individuelle psycho cognitive (4). De nombreuses causes de surdités neurosensorielles bilatérales de l'adulte peuvent être concernées par l'implantation cochléaire : génétique, presbyacousie, traumatiques, toxiques, infectieuses, etc. Chez l'enfant, il existe des surdités congénitales et des surdités acquises. Celles-ci peuvent être prénatales comme la rubéole congénitale, néonatales comme la prématurité ou postnatales comme après une méningite (Figure 1).

surdité
neurosensorielle
bilatérale

adulte — enfant

génétique | congénitale | acquise

presbyacousie | isolée | prénatale

toxique | syndromique | néonatale

infections | | postnatale

autres
traumatismes

cholestéatome

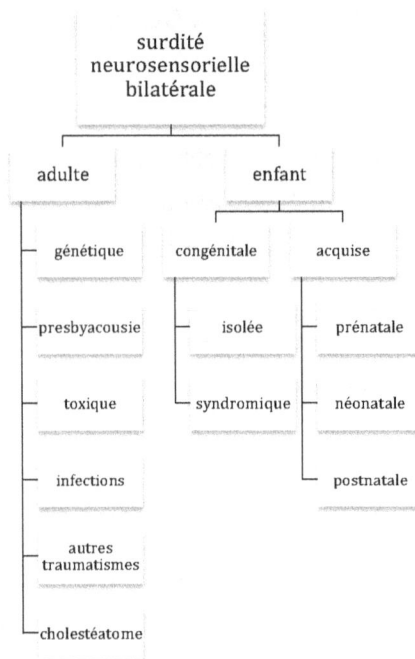

Figure 1 Causes des surdités neurosensorielles

Les indications d'implantation cochléaire ont fait l'objet d'un consensus international en 1995 (5) et ont été actualisées dans le rapport de 2007 de l'HAS (6), lui même mis à jour en janvier 2012. Chez l'enfant, en cas de surdité profonde (perte tonale comprise entre 91 et 119 dB), l'implantation cochléaire est indiquée quand le gain prothétique ne permet pas le développement du langage. En cas de surdité sévère (perte tonale comprise entre 71 et 90 dB), l'implantation est indiquée lorsque la discrimination est inférieure ou égale à 50 % à 60 dB en audiométrie vocale. Les tests audiométriques sont adaptés à l'âge de l'enfant. Pour les adultes, l'implantation est indiquée quand la discrimination est inférieure ou égale à 50 % à 60 dB en audiométrie vocale avec la liste de Fournier. Les tests adultes et enfants doivent être pratiqués en champ libre, en cabine insonorisée, en condition optimale d'audition (prothèses bien adaptées).

Une implantation bilatérale peut être envisagée si la cause de la surdité risque de s'accompagner d'une ossification cochléaire bilatérale à court terme (méningite bactérienne, fracture du rocher bilatérale). Il s'agit alors d'une urgence d'implantation. L'implantation bilatérale peut aussi être envisagée chez un adulte porteur d'un implant cochléaire unilatéral, avec perte du bénéfice prothétique du côté opposé. Ce déficit auditif doit être accompagné de conséquences socioprofessionnelles ou d'une perte d'autonomie chez une personne âgée. Depuis janvier 2012 et selon l'HAS, elle est aussi envisageable pour les enfants souffrant du syndrome de Usher ou encore d'emblée pour les enfants ayant une surdité bilatérale profonde avec les critères audiométriques d'implantation.

L'implant transforme les ondes acoustiques en micro impulsions électriques. Les implants sont constitués de deux parties : une partie complètement implantable et un dispositif externe appelé processeur vocal. L'implantation se fait sous anesthésie générale, au bloc opératoire. Le processeur vocal ressemble en apparence à un contour d'oreille classique mais est relié à une petite antenne que l'on place sur la peau et qui s'aimante à la partie implantée. Les sons sont captés par un microphone et transformés en signaux numériques. Ce signal traité par le processeur vocal est envoyé sous forme d'impulsions électriques à l'émetteur (l'antenne) qui les transmet au récepteur implanté au moyen d'ondes électromagnétiques. Le récepteur produit une série d'impulsions électriques pour les électrodes placées dans la cochlée qui vont stimuler directement les fibres nerveuses. Le nerf auditif ainsi stimulé, envoie des impulsions électriques au cerveau où elles sont interprétées comme des sons (figure 2).

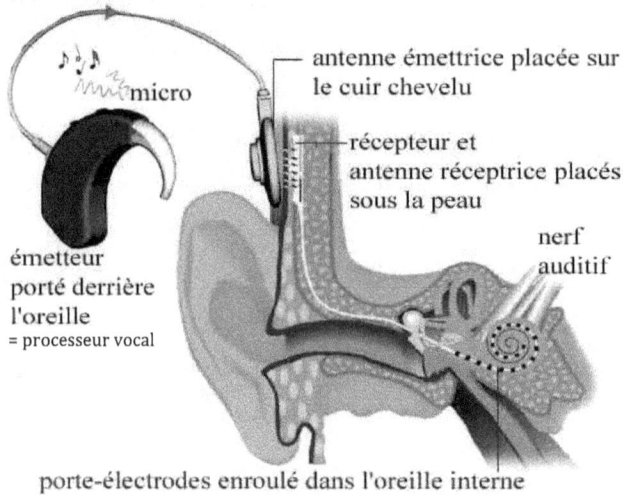

Figure 2 Schéma du fonctionnement d'un implant cochléaire (image extraite du site web oreilleetvie.org[7])

La mise en place d'implants cochléaires n'est pas sans risque au regard des organes adjacents notamment le vestibule. En effet, selon la littérature, la fonction vestibulaire est atteinte dans 23 à 100 % des cas après implantation (8). Le système vestibulaire est un organe multi sensoriel, caractérisé par sa plasticité, qui permet à l'individu d'avoir conscience des mouvements de sa tête. Il participe à l'équilibre, avec la vision et la proprioception. Cette fonction d'équilibration contribue à maintenir la stabilité du corps et du regard en situations dynamiques et statiques. Il est ainsi un véritable sixième sens. Il est composé de deux parties : les canaux semi-circulaires et le système otolithique. Les canaux semi-circulaires renseignent sur les rotations. Le système otolithique constitué de l'utricule et du saccule renseigne sur les accélérations linéaires et l'inclinaison de la tête par rapport à la gravité (figure 3).

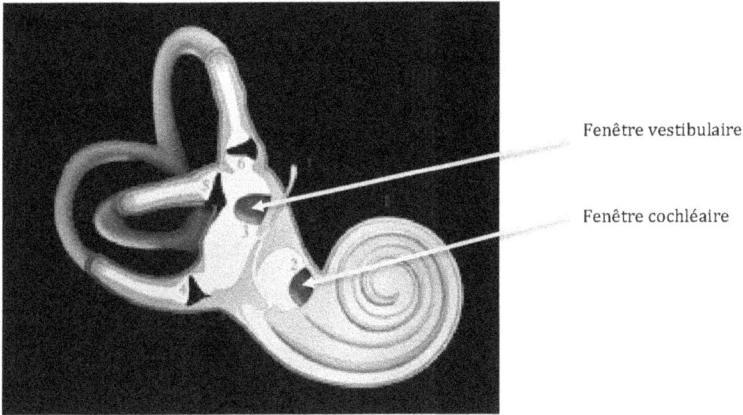

Fenêtre vestibulaire

Fenêtre cochléaire

1 - cochlée 2 - saccule 3 - utricule 4 - ampoule du canal postérieur 5 - ampoule du canal horizontal 6 - ampoule du canal supérieur
7 - canal endolymphatique

Figure 3 Oreille interne (selon Descouens[9])

Une des hypothèses des lésions vestibulaires est une atteinte des récepteurs vestibulaires lors de l'insertion chirurgicale de l'électrode dans la cochlée (10,11). Le saccule est le récepteur le plus fréquemment touché (11). Afin d'étudier ces lésions vestibulaires, des explorations fonctionnelles ont été mises au point. Ces examens font partie du bilan préimplantation.

La fonction canalaire est évaluée par les épreuves caloriques. Elles étudient le système canalaire à basse fréquence (0,003 Hz) en comparant la fonction des deux canaux semi-circulaires latéraux droit et gauche. Elles sont enregistrées par vidéonystagmographie et consistent à injecter de l'eau à température différente de celle du corps dans le conduit auditif externe afin de stimuler chaque canal semi-circulaire latéral séparément. Les données obtenues permettent une évaluation quantitative de la fonction vestibulaire. Dans la littérature, des lésions canalaires après implantation cochléaire sont retrouvées dans 19 à 93 % des cas (12,13). Les autres canaux ne sont pas testés en pratique courante par des examens complémentaires.

La fonction otolithique est évaluée en pratique quotidienne par les potentiels évoqués otolithiques myogéniques (PEOM). Ils étudient qualitativement le système otolithique sacculaire en comparant les réponse obtenues entre les 2 oreilles. Ils sont la conséquence d'un reflexe vestibulo-spinal inhibiteur (sacculo-spinal). Une dégradation de la fonction sacculaire est retrouvée dans 21 à 100 % des cas (12,14) .

Le bilan pré implantation peut aider au choix du meilleur côté à implanter, même si le choix du coté est avant tout audiométrique. Il permet aussi d'évaluer le niveau vestibulaire préopératoire et de prévoir les conséquences vestibulaires notamment en cas d'implantation bilatérale. Il entre dans le cadre d'une prise en charge globale où la décision chirurgicale est prise en accord avec l'équipe multidisciplinaire d'implantation (chirurgien, orthophoniste, psychologue, audioprothésiste), la famille et le centre de rééducation.

L'objectif principal de ce travail est d'évaluer la fonction vestibulaire avant et après implantation chez les candidats à l'implant cochléaire. Cette étude permet d'apprécier le statut vestibulaire avant implantation et d'aider au choix du côté à implanter. Elle permet aussi d'évaluer l'impact de la chirurgie sur la fonction vestibulaire tout en s'intéressant à la faisabilité des explorations vestibulaires dans un centre hospitalier.

2. Matériel et méthodes

1) Population analysée

Dans cette étude prospective réalisée dans le service d'ORL du CHU de Caen entre février 2010 et juin 2012, 38 patients ont été implantés après avoir bénéficié d'un bilan vestibulaire préalable.

Sur ces 38 patients, 3 ont été exclus de l'étude pour non présentation lors de l'examen vestibulaire post implantation. Au total 35 patients ont été inclus, 23 femmes et 12 hommes. L'âge moyen était de 49 ans au moment de l'implantation (SD = 25,07 ans, de 18 mois à 86 ans). Cinq d'entre eux avaient moins de 18 ans lors de la mise en place de l'implant.

En ce qui concerne les antécédents, un seul patient se souvenait d'antécédents obstétricaux notables avec une prématurité. Un patient était adopté.

Douze patients présentaient une surdité acquise, 21 une surdité congénitale et deux patients avaient une surdité acquise d'une oreille et congénitale de l'autre. Ces surdités étaient progressives dans 23 cas, d'évolution rapide dans 7 cas et brutales dans 3 cas. Pour 2 patients on retrouvait une surdité d'évolution différente entre les deux oreilles. La cause de la surdité était connue pour 23 patients. Deux avaient des causes différentes entre les deux oreilles. Pour les patients présentant une cause héréditaire, 2 étaient secondaires à une mutation du gène de la connexine 26. Les maladies chroniques otologiques en cause étaient un cholestéatome, une otite chronique, une otospongiose ou une maladie de Ménière évoluée. Six patients présentaient une cophose bilatérale et 5 une cophose unilatérale. La cophose était définie comme une perte moyenne de 120 dB, où aucun son n'est perçu. La durée médiane de surdité avant que l'indication de mise en place d'implant cochléaire soit posée était de 29 ans (0,4 à 83 ans) (tableau 1).

Caractéristiques	n
Patients inclus	35
Age à l'implantation : *moyenne ± SD (extrêmes)*	49 ± 25,07 (1,61 - 86,4)
Type de surdité	
Acquise	14
Congénitale	23
Evolution de la surdité	
Progressive	25
Evolution rapide	8
Brutale	4
Cause si connue	23
Héréditaire	11 (44%)
Post méningite	2
Toxiques (monoxyde de carbone, aminosides)	3
Maladie chronique otologique	4
Post-traumatique	5
Cophose unilatérale	5
Cophose bilatérale	6

Tableau 1 Population

2) Implantation

Avant la mise en place de l'implant cochléaire, les patients ont bénéficié d'un bilan comprenant un examen clinique, un bilan orthophonique, une consultation avec un psychologue, une audiométrie tonale et vocale, un bilan d'imagerie, des explorations vestibulaires et une consultation d'anesthésie. Une consultation génétique a été proposée notamment pour les enfants, après discussion avec les parents. De même un bilan plus étoffé était nécessaire pour les enfants avec une consultation cardiologique à la recherche d'un trouble du rythme, une consultation ophtalmologique pour éliminer une rétinite pigmentaire et une bandelette urinaire à la recherche d'une protéinurie. Pour les plus jeunes enfants, des potentiels évoqués auditifs et/ou des otoémissions acoustiques ont été réalisés. Une vaccination anti pneumococcique et anti Haemophilus Influenzae a été pratiquée pour tous les patients.

Les critères audiométriques d'implantation retenus ont été une discrimination inférieure ou égale à 50 % à 60 dB lors de la réalisation des tests d'audiométrie vocale avec la liste cochléaire de Fournier pour les adultes et tests adaptés pour les enfants. Ces tests ont été pratiqués en cabine en champ libre, en condition optimale d'audition. Autrement dit un implant était indiqué lorsque le seuil d'intelligibilité est supérieur à 60 dB en audiométrie vocale en champ libre (figure 4).

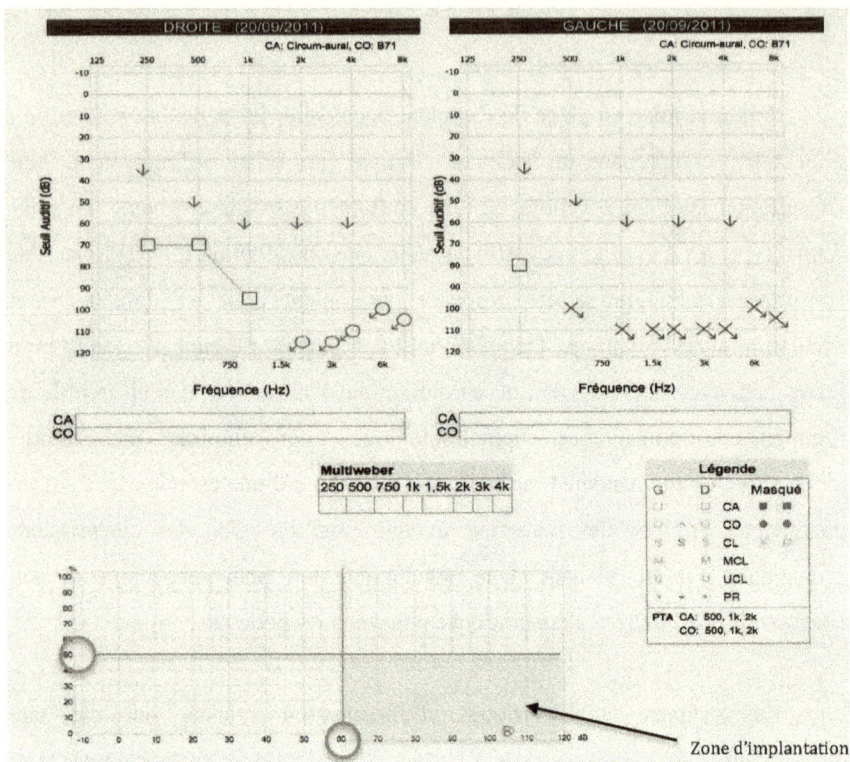

Figure 4 Audiogramme

Deux examens d'imagerie ont été réalisés avant implantation : un scanner sans injection, centré sur les rochers et une IRM cérébrale avec injection de Gadolinium centrée sur les conduits auditifs internes afin de vérifier l'intégrité de la cochlée et des voies auditives périphériques et centrales. En dehors des anomalies liées aux différentes causes de surdité, un seul scanner pré opératoire présentait une anomalie à type d'otospongiose bilatérale de découverte fortuite. Trois IRM étaient considérées comme pathologiques avec 2 défects segmentaires du canal semi-circulaire postérieur et 1 défect du canal semi-circulaire latéral droit. A chaque fois, l'implant a été posé du côté de l'anomalie sans difficulté opératoire.

Les implantations ont toutes été réalisées dans le même bloc opératoire avec la même équipe médicale entrainée et une technique chirurgicale standardisée. Le délai moyen entre l'indication d'implantation et la date de bloc opératoire était de 1 an (SD 104 jours, de 41 jours à plus de 9 ans). Les temps opératoires étaient les suivants :

- Incision cutanée rétro auriculaire
- Mastoïdectomie
- Tympanotomie postérieure (figure 5a)
- Insertion de l'électrode jusqu'aux anneaux (soit 20 à 25 mm de profondeur) au travers de la fenêtre cochléaire, dans la rampe tympanique sans réalisation de cochléostomie (figure 5b)
- Etanchéité de la fenêtre par colmatage avec du tissu aponévrotique
- Mise en place de l'électrode extra cochléaire et fixation de l'implant
- Insertion du récepteur dans une cavité fraisée dans la partie postérieure de l'os temporal
- Fermeture cutanée

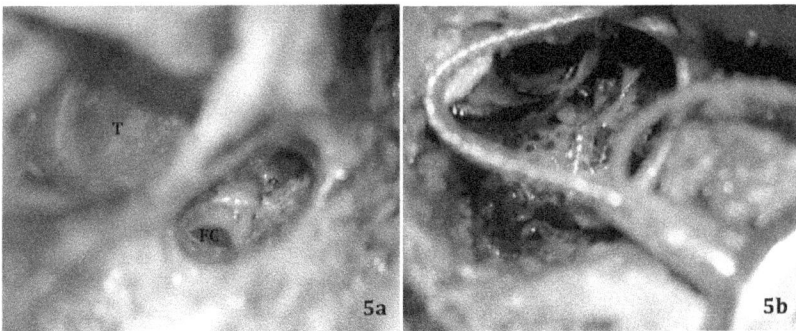

Figure 5 : 5a Tympanotomie postérieure ; 5b Electrode en place
T : tympan, FC : fenêtre cochléaire

Tous les appareillés implantés étaient de la marque Cochlear[TM]. Trois implants différents ont été utilisés : le Nucleus® Freedom[TM] électrode contour advance CI 24 RE pour l'implant standard et Nucleus® Hybrid[TM] CI 24 REH pour l'implant hybride ou électroacoustique. Les trois derniers patients inclus ont bénéficié de la nouvelle génération d'électrode avec l'implant Nucleus® CI 422 (tableau 2 et figure 6).

Type d'implant	Nombre d'électrodes	Longueur du PE	Diamètre extrémité apicale du PE	Diamètre extrémité distale du PE	Présence d'un mandrin d'insertion
Standard	22	15 mm	0,8 mm	0,5 mm	Oui
Hybride	22	16 mm	0,55 X 0,4 mm	0,35 X 0,25 mm	Non
Nouvelle génération	22	20 mm	0,6 mm	0,3 mm	Non

Tableau 2 Caractéristiques des implants cochléaires utilisés
PE : Porte Electrode

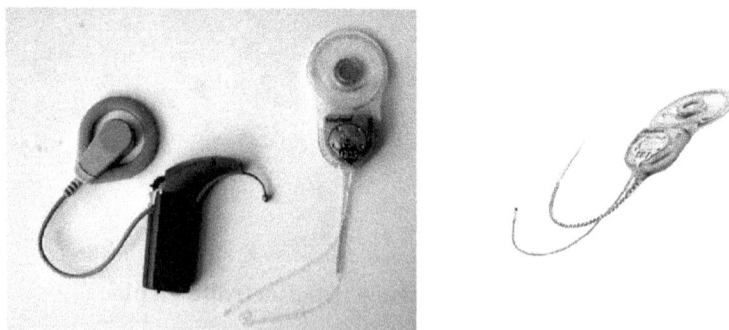

Figure 6 Implant standard et partie implantable d'un implant hybride

Vingt patients ont été implantés à droite, 13 à gauche et deux patients ont été implantés bilatéralement. Nous avons rencontrés des problèmes per opératoires pour 3 patients : une intubation difficile, une fenêtre cochléaire très postérieure rendant difficile la mise en place à travers cette fenêtre et la découverte d'un cholestéatome de petite taille. L'exérèse a été pratiquée dans le même temps opératoire sans conséquence sur la mise en place de l'implant. Seuls les 3 derniers implantés inclus dans cette étude ont bénéficié d'une nouvelle électrode réputée moins traumatique car n'ayant pas de mandrin rigide pour l'insertion. Un seul implant hybride a été mis en place. Il était indiqué quand il existait une audition résiduelle fonctionnelle dans les fréquences graves chez ce patient ayant une surdité neurosensorielle sévère à profonde sur les fréquences aigues.

Les soins postopératoires étaient constitués essentiellement d'un pansement compressif à J1 et enlevé à J7. Une radiographie du crâne avec l'incidence rochers dans les orbites (Schuller II) a été systématiquement réalisée à J1 afin de vérifier la bonne position de l'électrode (figure 7). La sortie d'hospitalisation était à J1.

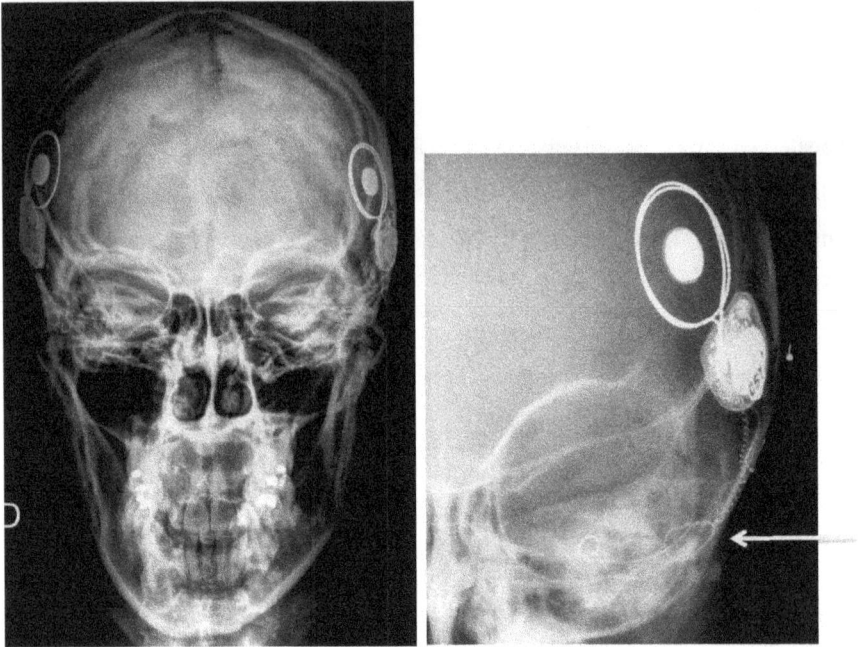

Figure 7 Radiographies de contrôle post opératoire, implant bilatéral

3) Bilans vestibulaires

Les bilans vestibulaires ont toujours été réalisés par le même médecin, spécialiste des troubles vestibulaires. Le délai moyen entre la réalisation du bilan pré implantation et la date de bloc opératoire était de 156 jours soit un peu plus de 5 mois (SD 104 jours, de 19 jours à 17 mois). Le délai moyen entre l'intervention et le bilan post implantation était de 154 jours soit 5 mois (SD 74 jours, de 72 jours à 11 mois).

Ils comportaient tout d'abord une évaluation clinique avec un interrogatoire orienté avant et après implantation. L'âge de la marche était demandé seulement lors de l'interrogatoire pré implantation car tous les patients inclus avaient acquis la marche lors de ce bilan. Les signes vestibulaires

16

recherchés étaient l'existence de chutes à répétition, de vertiges et/ou autres troubles de l'équilibre. Les vertiges étaient définis par des sensations rotatoires, les troubles de l'équilibre par des sensations de tangage sans rotation. En plus des signes vestibulaires, la présence d'acouphènes était aussi recherchée, afin de déterminer l'impact de l'implantation sur ce symptôme parfois très invalidant.

La suite de l'examen vestibulaire était constitué de deux examens complémentaires objectifs : les PEOM et les épreuves caloriques. L'examen clinique n'a pas été relevé car n'a pas toujours été réalisé par le même intervenant et n'était pas comparable entre les patients.

- <u>Les PEOM</u>

Les PEOM étudient qualitativement le système otolithique sacculaire en comparant les réponse obtenues entre les deux oreilles. Ils sont la conséquence d'un reflexe vestibulo-spinal inhibiteur (sacculo-spinal) agissant sur les motoneurones cervicaux, généré par une stimulation sonore de forte intensité (figure 8).

Ils ont été réalisés avec le logiciel CENTOR USB. Quatre électrodes ont été collées à l'aide de gel échographique au niveau du sternum pour l'électrode de référence, du front pour la terre et à la jonction 2/3 supérieurs - 1/3 inférieur du muscle sterno-cléido-mastoïdien (SCM) pour les électrodes EMG de surface. Une impédance inférieure à 3 kΩ était nécessaire pour chaque électrode. Les stimulations ont été réalisées en logon (short tone burst à enveloppe sinusoïdale) de 6,65 ms avec une fréquence de 750 Hz. Les processeurs cochléaires étaient enlevés pour le bilan post implantation.

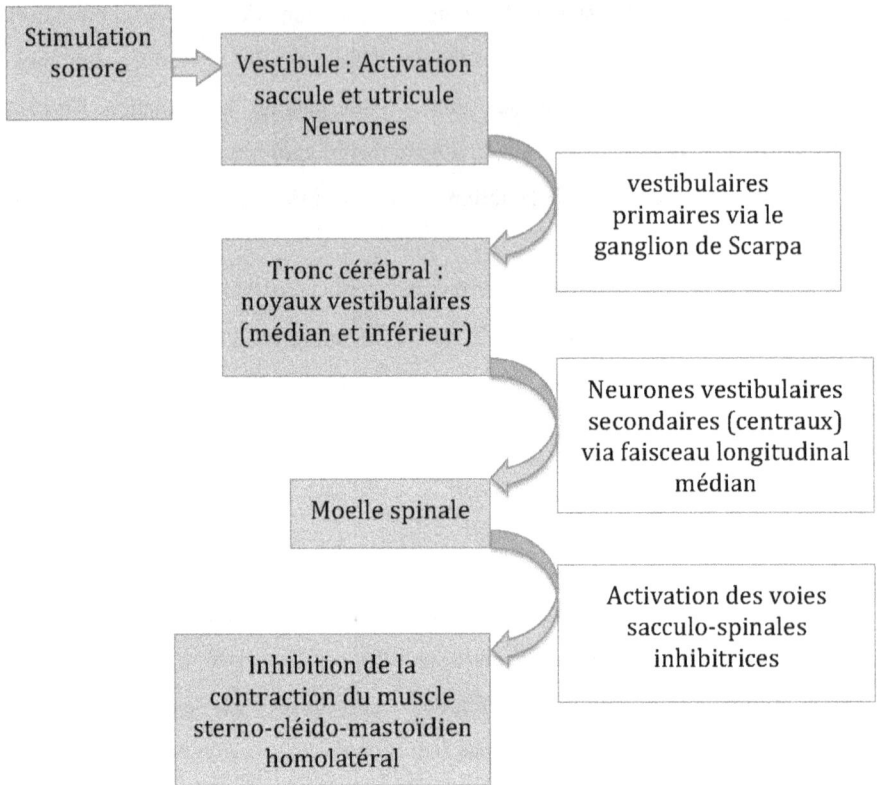

Figure 8 Réflexe tri synaptique sacculo-spinal

Afin d'avoir une contraction musculaire suffisante, les patients étaient en décubitus dorsal et devaient relever la tête du coté opposé à la stimulation pour contracter le muscle SCM homolatéral à la stimulation. La contraction musculaire était contrôlée par EMG via les électrodes de surface. Les PEOM étaient absents au repos Les enfants étaient assis à califourchon sur les genoux de leurs parents et penchés vers l'arrière. Ils essayaient d'attraper un jouet présenté sur le côté afin que la tête soit fléchie et tournée (figure 9).

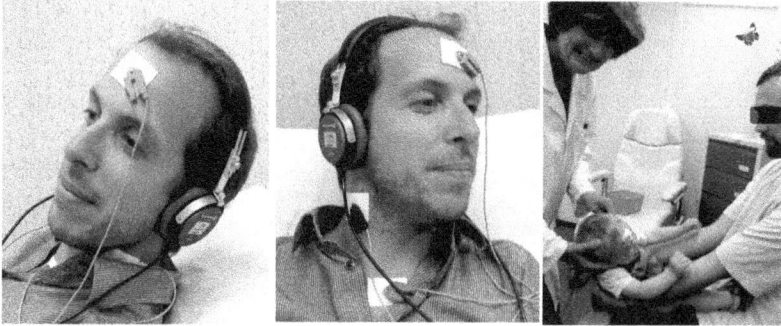

Figure 9 Réalisation des PEOM

Les stimulations sonores ont été émises au moyen d'un casque pour les stimulations en conduction aérienne (CA) et avec un vibrateur posé sur la mastoïde pour les stimulations en conduction osseuse (CO). Les stimulations commençaient à 100 dB en CA puis étaient augmentées ou diminuées par palier de 5 dB en fonction des réponses obtenues. En CO, la machine était étalonnée pour des intensités maximales de 85 dB. Les mêmes paliers étaient utilisés. Les stimulations étaient répétées jusqu'à obtenir au moins trois stimulations reproductibles pour chaque oreille. Les courbes obtenues étaient biphasiques avec une onde précoce positive P13 (activation des neurones vestibulaires secondaires) puis une onde négative (N23) (15). Elles survenaient après des latences approximatives de 13 et 23 millisecondes respectivement (figure 10). Il existe par ailleurs un complexe N34-P44 tardif dont l'origine serait l'activation de voies cochéospinales (sans intérêt clinique connu), présent dans 40 % des cas (16).

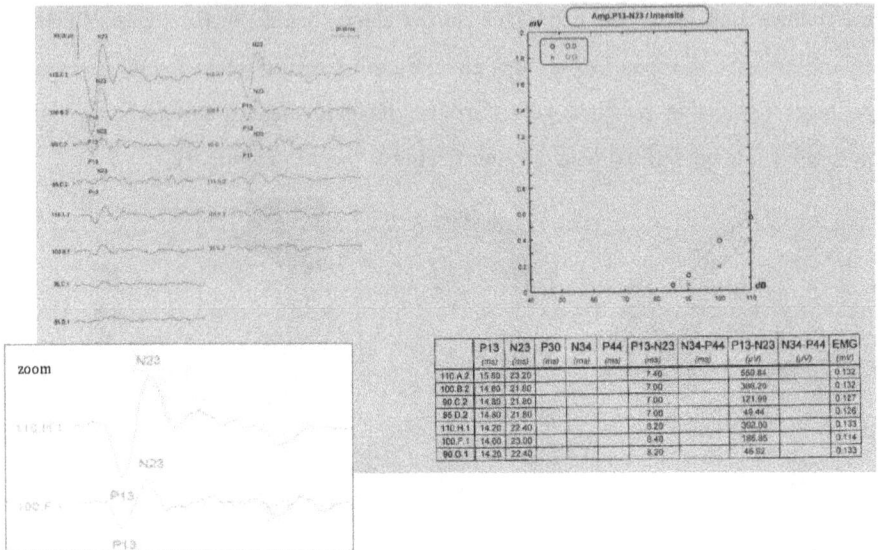

Figure 10 PEOM

Dans notre étude, tous les patients, excepté un, ont bénéficié d'une évaluation vestibulaire par PEOM pré et post implantation en CA et/ou en CO. Un patient n'a pas pu réaliser les PEOM pré implantation à cause d'une panne de machine et d'un délai trop court avant la mise en place de l'implant cochléaire. Les enfants étaient en première intention testés en CO alors que les adultes étaient testés en CA. Lorsqu'on ne retrouvait pas de courbes en CO, de nouvelles mesures étaient réalisées en CA (tableau 3).

Nombre de patients	PEOM uniquement en CO	PEOM uniquement en CA	PEOM en CO et en CA	Total
PEOM pré implantation	4	22	8	34
PEOM post implantation	3	19	13	35
Total	7	41	21	69

Tableau 3 Répartition des PEOM en CO et/ou en CA

20

- Les épreuves caloriques

Les épreuves caloriques permettaient d'étudier la fonction canalaire à basse fréquence, alternativement les canaux semi-circulaires horizontaux droit et gauche. Elles étaient enregistrées par vidéonystagmographie (VNG). Les données obtenues permettaient une évaluation quantitative de la fonction vestibulaire canalaire. Les épreuves caloriques ont été réalisées toujours par le même médecin, dans une cabine spécialisée, lors des bilans pré et post implantation cochléaire. Les enregistrements ont été réalisés dans l'obscurité avec le logiciel VNG Ulmer au moyen d'un masque couplé à une caméra enregistrant les nystagmus induits par les stimulations. Elles étaient réalisées selon la technique de Fitzgerald et Hallpike (17) : pour chaque oreille l'irrigation durait 20 secondes avec une irrigation à 30 °C puis une à 44 °C. Cette méthode nécessitait donc 4 épreuves séparées. Les enregistrements duraient 160 à 200 millisecondes. Le débit d'eau était constant à 150 ml / min avec une pression de 50 cm H_2O.

Plusieurs données ont été relevées et directement calculées par le logiciel : la réflectivité de chaque oreille, la prépondérance directionnelle et le déficit vestibulaire d'une oreille par rapport à l'autre. La réflectivité est le paramètre le plus représentatif de cette fonction canalaire. Elle est définie par la vitesse de phase lente du nystagmus mesurée pendant les 30 secondes de la culmination de la réponse, en additionnant les vitesses à chaud et à froid pour une même oreille. Elle est mesurée en degré par seconde. La réflectivité normale varie de 6 à 80 °/sec avec une variabilité interindividuelle très importante. La prépondérance est définie par la prédominance d'un sens de nystagmus (phase rapide) au cours des 4 épreuves caloriques. Elle est mesurée en degré par seconde. Le déficit vestibulaire d'une oreille par rapport à l'autre est défini par la différence de réflectivité entre les deux oreilles. Il est exprimé en pourcentage. Il est dit significatif, dans notre équipe, quand il est supérieur à 15 %. Les mesures étaient représentées sur un diagramme de Freyss (figure 11).

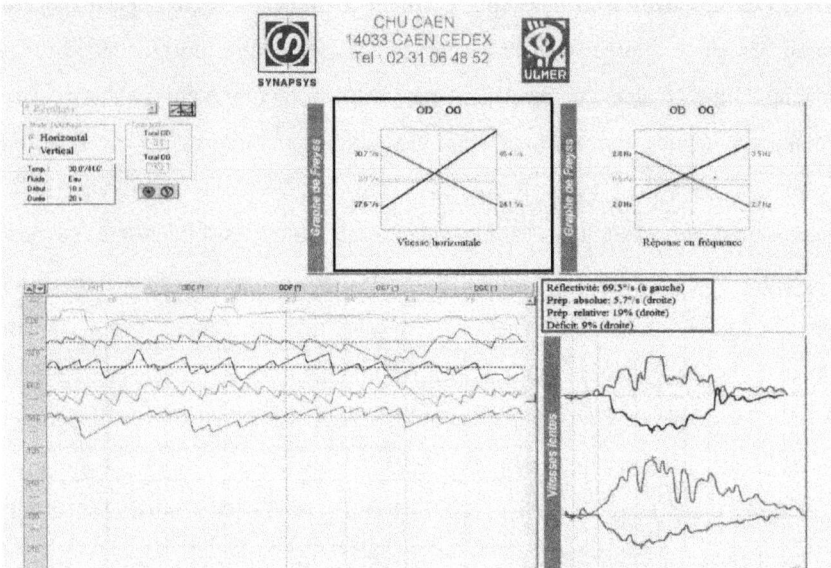

Figure 11 Epreuves caloriques

Dans notre étude, quatre patients n'ont pas réalisé les épreuves caloriques pré et post implantation. Deux patients présentaient des contre-indications : une cavité d'évidemment et la présence d'un aérateur transtympanique. Deux enfants n'ont pas supporté la mise en place du masque et l'enregistrement du nystagmus n'a pas été possible. Sur ces 31 patients ayant réalisé le bilan pré implantation, un patient n'a pas voulu réaliser les épreuves caloriques post implant de manière complète (refus des épreuves à chaud). Au total, 31 épreuves pré implant et 30 épreuves post implant complètes ont été réalisées.

4) Analyses Statistiques

L'étude statistique a d'abord consisté en une analyse descriptive des données (variables qualitatives exprimées sous la forme de pourcentages et variables quantitatives sous la forme de moyennes, médianes et écart-type). Les comparaisons de variables ont fait appel aux tests statistiques suivants : test de Wilcoxon (variables quantitatives) et test de Mc Nemar (comparaison de variables pour des mesures répétées chez un même sujet). Pour ces tests, le seuil de significativité retenu a été de $p \leq 0,05$. Les analyses ont été réalisées à l'aide du logiciel R version 2.1.1 par l'équipe de biostatistique et de recherche clinique.

3. Résultats

Trente-cinq patients ayant les critères d'implantation cochléaire ont été inclus. Vingt ont été implantés à droite dont un hybride, 13 à gauche et deux patients ont été implantés bilatéralement.

1) Evaluation clinique

- <u>Age de la marche</u>

Les données de l'interrogatoire ont pu être recueillies pour les 35 patients avant et après implantation. Sur ces 35 patients, 18 (27,7%) savaient à quel âge ils avaient fait leurs premiers pas avec une médiane de 13,5 mois (11 à 24 mois). Sur ces 18 patients, 7 avaient une surdité déjà présente depuis l'âge de 2 ans. Sur ces 7 patients, la médiane était de 15 mois (de 12 à 24 mois). Pour les 11 autres patients, la médiane d'âge de la marche était de 12 mois (de 11 à 18 mois).

- <u>Symptômes vestibulaires</u>

Avant la mise en place de l'implant, un seul patient présentait des chutes à répétition. Il s'agissait d'un enfant. Après mise en place de l'implant, il ne faisait plus de chute.

Etant donné la difficulté pour les patients à différencier les troubles de l'équilibre non rotatoires et les vertiges rotatoires vrais, les deux données ont été regroupées sous le terme de symptômes vertigineux.

Avant implantation, 11 patients sur 35 (31%) ressentaient des symptômes vertigineux. Sur les 4 patients avec des imageries anormales, 2 présentaient des symptômes vertigineux. Après implantation, 12 patients sur 35 (34%) avaient des symptômes vertigineux. Plusieurs patients ont décrits des vertiges post opératoires immédiats mais non notés dans le relevé de données et non persistants lors du bilan post implant.

Sur les 24 patients ne présentant aucun troubles de l'équilibre avant mise en place de l'implant, cinq (21 %) en présentaient lors du bilan post implant. Par contre sur les 11 patients qui en présentaient avant implantation, 4 n'en avaient plus après implantation (tableau 4). Dans ces quatre cas, les patients avaient décrits des vertiges rotatoires vrais avant la mise en place de l'implant. Les patients de moins de 18 ans ne présentaient ni vertige, ni autre trouble de l'équilibre avant ou après implantation.

n = 35	Avant implantation	Après implantation
Symptômes vertigineux	11	12
Pas de symptômes	24	23
Total	35	35

Tableau 4 Récapitulatif des symptômes vertigineux avant et après implantation

Au total, 7 patients présentant des symptômes vertigineux lors du bilan pré implantation en présentaient toujours après implantation. De même, 18 patients ne présentant pas de symptôme avant implantation n'en présentaient toujours pas lors du bilan post implantation. Donc 26 patients (74 %) n'ont pas présenté de modification de leurs symptômes entre les deux bilans.

Quand on comparait avant implantation, le groupe des patients avec symptômes vertigineux et ceux sans symptôme, on ne retrouvait pas de corrélation significative avec l'âge d'implantation, le sexe ou le côté d'implantation. Cependant, l'âge d'implantation médian pour les patients sans symptôme était de 46 ans (de 1,6 à 86 ans) alors que pour les patients avec symptômes vertigineux, il était de 64 ans (de 30 à 85 ans) ($p = 0,24$).

Après implantation, l'âge médian des patients présentant des symptômes vertigineux était de 64 ans alors qu'il était de 48 ans pour ceux qui n'en présentaient pas ($p = 0,39$).

- Acouphènes

A la question « avez-vous des acouphènes ? », le taux de réponse était de 91 % en pré implantation soit 32 patients et de 97 % après implantation soit 34 patients. Trois patients ne savaient pas répondre à cette question en raison de leur âge (moins de 5 ans) lors du bilan pré implant. Chez certains patients, l'apparition ou l'évolution de l'acouphène était indépendante de l'évolution de la surdité.

Avant implantation, sur les 32 patients, 14 avaient des acouphènes (44%). Ils étaient bilatéraux pour 13 patients et droits pour un seul. Après implantation, sur les 34 patients, 16 avaient des acouphènes (47 %). Ils étaient bilatéraux pour 10 patients, droits pour 4 patients et gauches pour 2 patients. Le côté de disparition de l'acouphène était indifférent du coté de l'implantation.

2)   Evaluation objective : PEOM

Avant implantation, les PEOM en CO ont été réalisés pour 12 patients. Ils étaient présents de manière bilatérale dans 4 cas, unilatéraux dans un cas et absents dans 7 cas (58%). Quand les PEOM étaient absents en conduction osseuse, ils étaient ensuite réalisés en CA. Dans un seul cas ils étaient aussi absents en CA. Les PEOM ont été réalisés en CA pour 30 patients. Ils étaient absents dans 2 cas, bilatéraux dans 22 cas (73%) et unilatéraux dans 6 cas (20%).

Après implantation, les PEOM en CO ont été réalisés pour 16 patients. Ils étaient présents de manière bilatérale dans 4 cas, unilatéraux dans un cas et absents dans 11 cas (69%). Ces 11 patients ont aussi testés en CA et les PEOM étaient absents pour 2 d'entre eux. Les PEOM en CA ont été réalisés pour 32 patients. Ils étaient absents dans 2 cas, bilatéraux dans 18 cas (56%) et unilatéraux droits ou gauche dans 12 cas (37%).

Quand on compare les PEOM en CO avant et après implantation, un seul patient avait une modification de son statut. En effet les PEOM pré implantation étaient unilatéraux droits et sont devenus bilatéraux après implantation. A noter qu'il s'agissait d'un implant bilatéral.

En CA, sur les 22 patients ayant des PEOM bilatéraux symétriques avant implantation,
13 (59 %) ont été modifiés après implantation (tableau 2). Douze patients ont eu une diminution ou une disparition des PEOM du côté implanté ($p = 0,0015$). Dans un cas, les PEOM avaient disparus à droite alors que l'implant était posé à gauche (tableau 5).
Les 2 patients dont les PEOM étaient absents en pré implantation n'ont pas eu de modification après pose de l'implant.
Sur les 6 patients ayant des PEOM pré implantation unilatéraux, un seul s'était modifié après implantation avec apparition de PEOM bilatéraux. Dans ce cas l'implant était posé à gauche.
En ce qui concerne les symptômes vertigineux, ils sont apparus pour 2 patients sur les 13 ayant modifiés leurs PEOM. Ils ont disparus pour 2 d'entre eux.

Patient	PEOM CA pré IC	Symptômes pré IC	PEOM CA post IC	Coté implant	Symptômes post IC
1	Bilatéraux	Non	Unilatéraux gauche	Droit	Non
3	Bilatéraux	Non	Unilatéraux gauche	Gauche	Non
4	Bilatéraux	Non	Unilatéraux gauches	Droit	Non
5	Bilatéraux	Oui	Unilatéraux gauches	Droit	Oui
8	Bilatéraux	Oui	Unilatéraux droits	Gauche	Oui
12	Bilatéraux	Oui	Unilatéraux droits	Gauche	Non
20	Bilatéraux	Non	Bilatéraux prédominance gauche	Droit	Non
22	Bilatéraux	Oui	Unilatéraux gauches	Droit	Non
23	Unilatéraux gauches	Non	Bilatéraux	Gauche	Non
24	Bilatéraux	Non	Bilatéraux prédominance droite	Gauche	Non
25	Bilatéraux	Non	Bilatéraux prédominance gauche	Droit	Non
26	Bilatéraux	Oui	Bilatéraux prédominance droite	Gauche	Oui
29	Bilatéraux	Non	Bilatéraux prédominance gauche	Droit	Oui
30	Bilatéraux	Non	Bilatéraux prédominance droite	Gauche	Oui

Tableau 5 PEOM en CA modifiés entre pré et post implant IC : Implant Cochléaire

A noter que des 4 patients n'ayant pas de PEOM en CO et/ou en CA en pré implantation, il s'agissait de 3 patients avec une surdité acquise et 1 seul avec une surdité congénitale.

Les figures 12 et 13 représentaient des exemples de PEOM réalisés après implantation. Sur le premier, il existait une prédominance nette gauche et sur le deuxième, des PEOM présents uniquement à gauche.

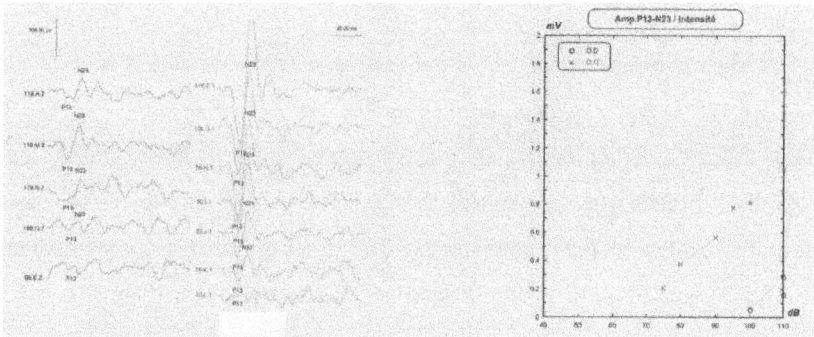

Figure 12 PEOM post implant : prédominance gauche

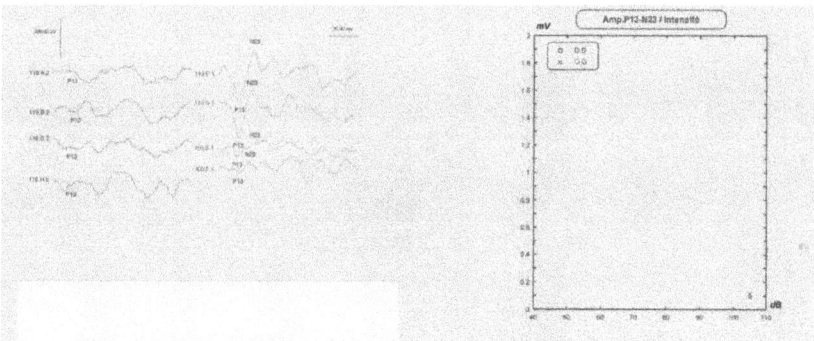

Figure 13 PEOM post implant : unilatéraux gauches

3) Evaluation objective : épreuves caloriques

Trente et une épreuves pré implant et 30 épreuves post implant complètes ont été réalisées.

- Déficit vestibulaire

Avant implantation, sur les 31 patients, la médiane du déficit était de 11 % (de 1 à 88 %) entre les deux oreilles testées. Après implantation, sur les 30 patients testés, le déficit médian était de 23 % (de 0 à 88 %) (graphique 1). La comparaison n'était pas significative ($p = 0,058$). Quand on s'intéressait aux déficits dit significatifs (soit supérieur à 15 %), on retrouvait en pré implantation 13 cas sur 31 soit 42 %. En post implantation, on retrouvait 21 cas sur 30 soit 70 %.

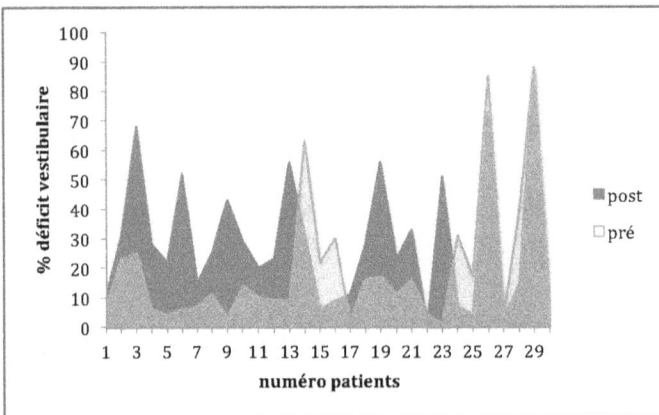

Graphique 1 Déficit vestibulaire pré et post implantation

Sur la figure 14, un exemple d'épreuves caloriques post implantation montrait un déficit vestibulaire droit de 56 %.

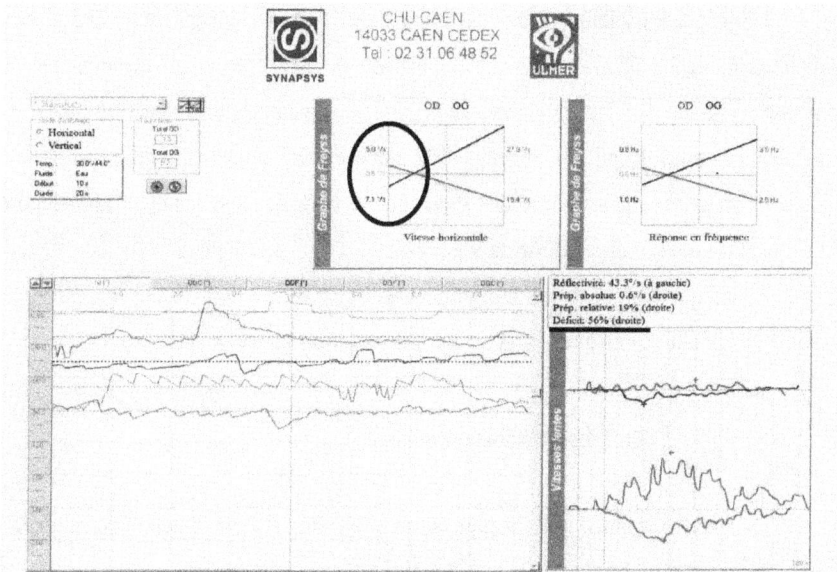

Figure 14 Caloriques post implant : déficit vestibulaire droit

Si on considère les patients implantés d'un seul coté et testés avant et après implantation soit 29 patients, 17 ont été implantés du côté de leur déficit pré opératoire. Treize (76 %) ont eu une augmentation de leur déficit homolatéral à l'implantation dont 9 sont passés de moins de 15 % de déficit à plus de 15%. Les 4 restants ont eu une diminution de leur déficit.

Douze patients ont été implantés du coté opposé à leur déficit. Quatre ont conservé un déficit controlatéral à l'implantation mais avec une diminution de ce déficit. Huit ont modifié le côté de leur déficit avec apparition d'un déficit du côté de l'implant. Ce déficit post implant était supérieur à 15 % pour 5 d'entre eux.

Au total, il y a eu apparition ou augmentation du déficit vestibulaire du côté de la pose d'implant pour 21 patients sur 29 (72,4 %). Lorsque le déficit pré opératoire était controlatéral au côté implanté, 4 patients ont eu une diminution de ce déficit malgré tout resté controlatéral. On retrouvait donc une diminution de l'activité vestibulaire du côté de la pose d'implant dans 25 cas sur 29 (86 %).

Sur ces 25 patients, 2 ont eu une disparition de symptômes vertigineux préexistants et 3 (12%) ont eu une apparition de symptômes vertigineux. En ce qui concerne les 4 autres patients, un a eu de nouveaux signes vestibulaires, ils ont disparus pour un patient et ne se sont pas modifiés pour les 2 autres.

Pour le patient implanté des deux côtés, le déficit est resté du même coté et s'est peu modifié en passant de 9 à 5 %.

En ce qui concerne les 5 patients de moins de 18 ans, la comparaison de déficit vestibulaire entre avant et après implantation retrouvait un p = 1.

- Prépondérance directionnelle

La prépondérance pré implantation était inexistante dans 10 cas, droite dans 10 cas et gauche dans 11 cas. Après implantation, on retrouvait 7 patients sans prépondérance, 13 à droite et 11 à gauche. La prépondérance n'entrait pas dans les critères de choix pour le côté d'implantation.

Neuf patients ont été implantés du côté de leur prépondérance. Il n'y a pas eu de modification de la prépondérance dans 5 cas. Dix patients ont été implantés du côté opposé à leur prépondérance. Sept n'ont pas eu de modification, 2 ont eu une modification vers le côté implanté et un n'a plus eu de prépondérance.

Lorsqu'il n'y avait pas de prépondérance initiale, on retrouve 4 patients sans prépondérance post implantation, 4 une prépondérance du côté de l'implant et 2 du côté opposé.

- Réflectivité

En ce qui concerne l'oreille qui va être implantée, la réflectivité médiane pré implantation était de 36,8 °/sec (de 2,2 à 112). Elle était de 17,5 °/sec après implantation (de 1,2 à 109,3). Il existait une diminution significative de la réflectivité de l'oreille implantée avec $p < 0{,}0001$ (graphique 2).

En ce qui concerne l'oreille non implantée, la réflectivité médiane pré implantation était de 42,2 °/sec (de 5,5 à 102) donc meilleure que l'oreille qui devait être implantée. Après implantation, elle était passée à 33,6 °/sec (de 2,9 à 104,8). La diminution n'était pas significative avec p = 0,72.

Pour le patient testé et implanté bilatéralement, la réflectivité des deux oreilles à été diminuée : de 62,3 à 25,9 pour la première oreille et 52,5 à 23,4 pour la seconde oreille.

En ce qui concerne les 5 patients de moins de 18 ans, la comparaison de la réflectivité n'était pas significative du côté de l'oreille implantée avec p = 0,25.

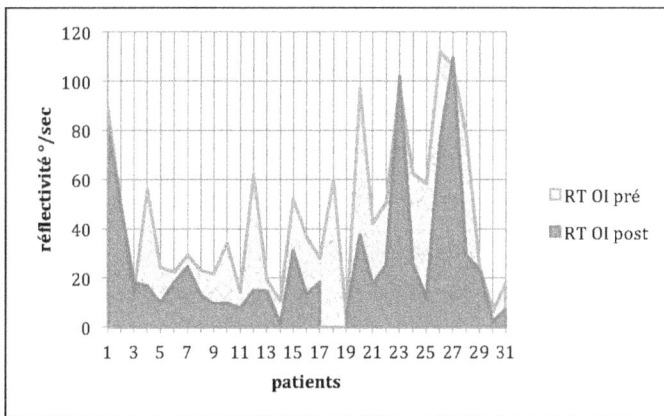

Graphique 2 Réflectivité de l'oreille implantée avant et après implantation

4) Cas particuliers

Dans le tableau 6, on retrouvait les données liées aux électrodes particulières (hybride et nouvelle génération).

Patient	Type implant	Symptômes préIC	PEOM préIC	Déficit préIC	Coté implant	Symptômes postIC	PEOM CA postIC	Déficit postIC
1	Hybride	Non	Bilatéraux (CA)	7% droit	Droit	non	Unilatéraux gauches (CA)	11% droit
13	Nouvelle génératio n	Non	Bilatéraux (CA)	3% gauche	Gauche	non	Bilatéraux (CA)	43% gauche
20	Nouvelle génératio n	Non	Bilatéraux (CA)	14% droit	Droit	non	Bilatéraux prédominance gauche (CA)	29% droit
23	Nouvelle génératio n	Non	Unilatéraux gauches (CA)	4% droit	Gauche	non	Bilatéraux (CA)	3% droit

Tableau 6 Cas particuliers
préIC : pré implantation cochléaire ; postIC : post implantation cochléaire ;
NF : non fait

Concernant l'implant hybride, la seule modification après implantation était la disparition des PEOM en CA du côté de l'implant.

Concernant les trois derniers implants avec l'électrode de nouvelle génération, on retrouvait une augmentation du déficit vestibulaire du côté implanté pour 2 patients. Le troisième présentait une apparition des PEOM du côté controlatéral à l'implant.

Pour les deux patients avec la pose d'implants bilatéraux, un a eu des symptômes vestibulaires après implantation sans modification des PEOM ou des épreuves caloriques. Le deuxième patient n'a pas eu apparition de symptômes vertigineux mais les PEOM unilatéraux droits avant implantation sont devenus bilatéraux après implantation. Les épreuves caloriques n'avaient pas été réalisées car l'examen était trop difficile à réaliser chez cet enfant.

4. Discussion

Notre étude s'est intéressée non seulement aux effets vestibulaires mesurables et ressentis par les patients mais aussi à la faisabilité de ce type de bilan au sein d'une équipe hospitalière.

Notre population de patients était hétérogène, composée aussi bien d'enfants que d'adultes, avec des causes de surdités diverses. L'âge d'implantation variait de 18 mois à 86 ans. La population de patients répondant aux critères d'implantation cochléaire est en effet très vaste, tant par les étiologies que par l'évolution des surdités. Les causes retrouvées étaient comparables à celle de la littérature (8,18–20).

Dans cette étude, nous avons évalué l'impact clinique et paraclinique de l'implantation sur le système vestibulaire. Les patients implantés peuvent avoir des symptômes vertigineux préexistants à la mise en place de l'implant (21) (13 dans notre série). De même, certaines étiologies peuvent entraîner des troubles vestibulaires. On retrouve dans notre étude 8 patients avec des PEOM pré implantation modifiés et 13 patients avec un déficit $\geq$ 15 % aux épreuves caloriques avant implantation quelque soit l'étiologie de la surdité. Katsiari et al (22) retrouvait 70 % d'examens vestibulaires préopératoire anormaux.

1) Bilan vestibulaire

L'implantation cochléaire n'est pas sans danger pour le système vestibulaire. Dans notre étude, l'analyse des PEOM et des épreuves caloriques a permis de mettre en évidence des lésions vestibulaires liées à la pose d'implant cochléaire, aussi bien au niveau du saccule qu'au niveau des canaux semi-circulaires latéraux. Dans la littérature, l'atteinte de la fonction vestibulaire a été documentée pour 23 à 100 % des patients implantés (8). L'étude réalisée en 2009 par l'équipe de Jacot et Wiener-Vacher (23) retrouve chez l'enfant 40 %

de modification vestibulaire après implantation. Des études histopathologiques sur prélèvements d'os temporaux montrent que l'implantation cochléaire peut créer des lésions morphologiques au niveau de l'organe vestibulaire périphérique, notamment au niveau de la lame spirale, de la membrane basilaire et des récepteurs vestibulaires (11,24). De ces récepteurs, le saccule est le plus fréquemment touché, suivie par l'utricule et les canaux semi-circulaires (11). Par contre les cils des cellules vestibulaires, les cellules ganglionnaires et les fibres nerveuses afférentes restent habituellement intactes (24). La technique d'insertion de l'électrode a été mise en cause dans les lésions vestibulaires. Todt et al (10) a comparé deux techniques d'insertion et a montré que la technique chirurgicale influence le taux d'effets secondaires vestibulaires. Pour les patients avec une insertion directe par la fenêtre cochléaire, la dégradation de la fonction otolithique et des canaux semi-circulaires horizontaux ainsi que l'apparition des symptômes vertigineux étaient significativement moins fréquents qu'avec une insertion avec cochléostomie. Avec les avancées technologiques (électrodes de nouvelle génération) et chirurgicales, les risques de traumatisme de l'oreille interne liés à l'implantation se sont minimisés. Aussi, il est maintenant possible de préserver une audition résiduelle avec la mise en place d'implants hybrides réputés moins traumatiques (25).

- Fonction sacculaire

Dans la littérature, on retrouve une dégradation de la fonction sacculaire dans 21 (10) à 100 % (14) des cas. Dans notre étude, l'analyse des PEOM a permis de mettre en évidence des lésions sacculaires. En effet 59 % des PEOM présents symétriques avant implantation se sont modifiés. Les modifications se faisaient significativement dans le sens d'une atteinte du côté implanté sauf dans deux cas. Il s'agit du cas particulier d'un implant bilatéral déjà évoqué mais aussi d'une atteinte controlatérale à la mise en place de l'implant. Vibert et al

(26) a reporté des atteintes vestibulaires controlatérales à la pose d'implant sur des examens complémentaires réalisés après implantation. L'hypothèse avancée était l'évolution de la surdité préexistante avec apparition d'une aréflexie du côté non implanté. Dans le cas de notre patient, on peut se poser la question d'un faux négatif lors du bilan préimplantation. Heide et al retrouvent une sensibilité des PEOM de 56 % avec une spécificité proche de 100 % (27).

Plusieurs études ont recherché l'influence de l'implant cochléaire sur la fonction otolithique. Jin et al (14) a examiné la fonction sacculaire dans un groupe de 12 enfants avant et après mise en place d'un implant cochléaire. En préopératoire, 6 enfants avaient des PEOM bilatéraux. En postopératoire les PEOM étaient absents pour 11 enfants, un seul enfant avait des PEOM mesurables avec une diminution d'amplitude. Krause et al (18,28) a aussi retrouvé une diminution significative de la fonction sacculaire par l'étude des PEOM. De plus la diminution d'amplitude des PEOM était aussi significative (tableau 7).

- Fonction canalaire

Notre étude a retrouvé une différence significative de réflectivité au niveau de l'oreille implantée après mise en place de l'implant. La réflectivité controlatérale était au contraire préservée. On retrouvait aussi une augmentation ou apparition d'un déficit du même côté que l'implant dans 72,4 % des cas. La réflectivité n'est pas une valeur très étudiée dans la littérature, cependant elle permet une analyse plus précise de la fonction d'un canal semi-circulaire horizontal et permet de faire des comparaisons avant et après implantation sur une même oreille. Avant l'avènement de la VNG, les réponses canalaires étaient enregistrées en électronystagmographie (ENG). Cette technique d'enregistrement, nécessitant la pose d'électrodes périorbitaires, est moins fiable et plus difficile d'utilisation (29). De plus, la VNG permet d'enregistrer des mouvements oculaires verticaux.

Buchman et al (8) a analysé 22 publications sur la fonction vestibulaire avant et après implantation cochléaire entre 1995 et 2004 et a trouvé une modification de la réponse aux épreuves caloriques pour 71 sur 186 patients (38 %). Dans la littérature, l'atteinte canalaire après implantation cochléaire varie de 19 % (10) à 93 % (13). Les différences constatées peuvent être secondaires à plusieurs facteurs. Le nombre et la population de patients inclus, le type d'implant ou la technique chirurgicale peuvent créer des différences entre les résultats. De même la technique d'enregistrement, les normes utilisées et les interprétations des examens vestibulaires ne sont pas toujours identiques.

Le tableau ci-dessus reprend une partie des études réalisées sur le sujet. Les résultats de ces différentes études sont variables mais les fonctions canalaires et/ou sacculaires sont toujours atteintes (tableau 7).

Référence	patients	Diminution mesurable de la fonction		Méthode	Type d'étude
	n	hSCC	saccule		
Basta et al, 2008 [12]	18		100 %	PEOM	Prospective
Jin et al, 2006 [14]	12		100 %	PEOM	Prospective
Todt et al, 2008 [10]	35/28	19 %	21 %	ENG cal, PEOM	Rétrospective
Krause et al, 2010 [18]	30	50 %	86 %	VNG cal, PEOM	Prospective
Katsiari et al, 2012 [22]	20	60 %	60 %	ENG cal, PEOM	Prospective
Brey et al, 1995 [30]	17	40-43 %		ENG cal + rot	Prospective
Fina et al, 2003 [19]	66	56 %		ENG cal + rot	Prospective
Enticott et al, 2006 [20]	86	32 %		ENG/VNG cal	Prospective
Filipo et al, 2006 [13]	14	93 %		VNG cal	Rétro et prospective
Huygen et al, 1995 [31]	13	31 %		ENG cal	Rétrospective
Ito , 1998 [32]	24	38 %		ENG cal	Rétrospective
Mangham, 1987 [33]	9	44 %		ENG rot	Prospective
Szirmai et al, 2001 [34]	60	23 %		ENG cal	Prospective
Notre étude	**35**	**72,4 %**	**59 %**	**VNG cal, PEOM**	**Prospective**

Tableau 7 Revue des études sur la fonction vestibulaire après implantation cochléaire (18)

PEOM : potentiels évoqués otolithiques myogéniques, ENG : electronystagmographie, VNG : vidéonystagmographie, cal : épreuves caloriques, rot : épreuves rotatoires, hSCC : canal semi-circulaire horizontal

2) Impact sur les vertiges et sur les acouphènes

Dans la littérature, l'incidence des symptômes vertigineux après la mise en place d'un implant cochléaire varie de 0,33 à 75 % des cas (8,19,20,26,35,36). Les symptômes vertigineux après implantation peuvent être secondaires à un traumatisme direct (37), une perte de périlymphe per opératoire (33), une labyrinthite post cochléostomie, un hydrops endolymphatique (19), une stimulation électrique liée à l'implant (38) ou une labyrinthite induite par la présence d'un corps étranger (36). De plus, un syndrome de Ménière (39), un phénomène de Tullio (40) et des vertiges positionnels paroxystiques bénins (41–44) post implantation ont été décrits. Une évaluation par questionnaires de qualité de vie a été proposée avec notamment le questionnaire Dizziness Handicap Inventory (45).

Dans notre étude des symptômes vertigineux apparaissaient pour 5 patients sur 22 (22,7%). On ne retrouvait pas de correspondance entre la disparition des PEOM et/ou diminution de la réflectivité de l'oreille implantée et l'apparition des symptômes. Ces résultats sont concordants avec ceux de la littérature (22,35,46). Kubo et al (36), dans leur série de 84 patients, retrouvaient des symptômes vestibulaires d'apparition précoce (63 % à 1 mois) mais non persistants (< 2% à 6 mois).

L'âge avancé a été retrouvé comme facteur prédictif d'apparition de ces symptômes vestibulaires postopératoires (18). Cette corrélation n'était pas toujours retrouvée (20,22,47). D'autres études ne retrouvaient pas de corrélation entre les symptômes vestibulaires post opératoires et le sexe, le côté d'implantation (22,47) ou les résultats des épreuves caloriques pré opératoires (20). Jacot et al (23) ne retrouvait pas de corrélation avec l'étiologie de la surdité, l'âge, le type d'implant et la technique chirurgicale dans une population uniquement d'enfants.

Ruckenstein et al (48) a étudié l'influence de l'implant cochléaire sur la suppression des acouphènes. Il retrouve une réduction des acouphènes dans 92 % des cas, dans une population de 38 patients adultes implantés. De même, Olze et al (49) retrouve une diminution significative des acouphènes après implantation avec un recul de 24 mois. Dans notre étude, 5 patients seulement ont vus leurs acouphènes diminuer, alors que l'impression de notre équipe, en dehors de cette étude, est une amélioration des acouphènes chez les patients implantés.

3) Intérêts des bilans vestibulaires

Devant l'augmentation des indications d'implant cochléaire et la généralisation de l'utilisation de l'implant chez les jeunes à très jeunes enfants, les atteintes vestibulaires potentielles pourraient avoir une importance majeure. Le bilan pré implantation permet tout d'abord d'évaluer l'état vestibulaire initial (saccule et canal horizontal) avant mise en place de l'implant. Toutefois ces explorations vestibulaires ne font pas toujours partie intégrante du bilan pré implantation.

Le deuxième intérêt est l'aide au choix du côté à implanter. Il est initialement défini par le côté ayant les seuils les plus bas en audiométrie tonale. La volonté du patient et l'évolution de sa surdité sont aussi pris en compte. Etant donné les lésions vestibulaires post implant, il paraît important de privilégier l'implantation du côté le moins performant.

Jacot et al (23) retrouvait par exemple une forte prévalence des troubles vestibulaires chez les enfants avant implantation avec 51 % de réponses canalaires anormales et 45 % de réponses otolithiques anormales. Ces examens permettaient de choisir le côté d'implantation chez ces enfants. Selon cette même étude, le risque d'aréflexie complète après implantation est estimé à 10 %.

En ce qui concerne les implantations bilatérales, les indications se sont élargies et continuent à évoluer. Certaines études ont montré un bénéfice lié à la mise en place d'un implant bilatéral que ce soit au niveau de l'audition, de la localisation des sons ou encore de la discrimination des sons notamment chez l'enfant (50). Tait et al (51) décrit une meilleure communication orale pour les enfants implantés de manière bilatérale par rapport aux implantations unilatérales. L'implantation bilatérale est cependant trop sporadique et récente pour que des études vestibulaires avec des groupes de patients importants puissent être réalisées. L'évaluation pré opératoire de la fonction vestibulaire est aussi importante que pour les implants unilatéraux car l'aréflexie bilatérale entraine des troubles de l'équilibre et des oscillopsies (52).

Peu d'études se sont pour le moment intéressées à l'implant hybride ou électroacoustique, développé et testé pour la première fois par Gantz en 2004 (53). L'intérêt de l'implant hybride réside en sa capacité à préserver une audition résiduelle dans les fréquences graves, élargissant encore le champ d'indication des implants cochléaires. L'hybride permet d'acquérir une meilleure qualité de son notamment dans le bruit ainsi qu'une meilleure audition musicale (25,54). L'implantation est réputée moins traumatique avec mise en place d'une électrode courte et de diamètre moins important, avec ou sans cochléostomie (25) et sans mandrin d'insertion. Les études réalisées ne se sont pas encore intéressées aux conséquences vestibulaires de ce type d'implant mais il sera intéressant de les comparer aux implants électriques purs. A noter que dans notre étude, un seul implant hybride a été posé avec disparition des PEOM du côté implanté.

Le bilan post implantation a été réalisé 5 mois après la mise en place de l'implant. Il n'y a pas de consensus sur le délai nécessaire avant de réaliser ces explorations. Katsiari et al (22) a comparé les bilans faits à 1 et 6 mois après implantation. Sur 20 patients, il ne retrouve pas de modification entre ces 2 bilans au niveau des PEOM et un seul changement aux épreuves caloriques. On peut se poser par ailleurs la question de l'influence des réglages de l'implant sur les symptômes vertigineux et sur le résultat des explorations vestibulaires. Le bilan post implantation permet d'établir les lésions vestibulaires induites par la mise place de l'implant, même si pour le moment, il n'a pas été retrouvé de correspondance entre l'apparition des symptômes et le résultat des examens complémentaires.

4) Difficultés et faisabilité

Dans notre équipe, nous avons un médecin qui réalise les bilans vestibulaires. Ce praticien est spécialisé dans les troubles de l'équilibre. Un bilan vestibulaire complet nécessite au minimum une heure et généralement une heure et demie.

Après l'interrogatoire et l'examen clinique orienté, les PEOM sont réalisés en premier et durent 15 à 30 minutes. Pour les enfants, il est nécessaire de prévoir un temps plus important et surtout d'avoir une bonne coopération des parents. L'aide d'une seconde personne du personnel médical ou paramédical est généralement indispensable. Les PEOM restent des examens faciles et rapides à réaliser même chez les enfants, avec un bon entourage médical et parental. L'enregistrement est possible même chez les très jeunes enfants à partir du moment ou une contraction suffisante du SCM peut être obtenue (55,56). Il est par contre important d'avoir un opérateur entrainé pour la reproductibilité de cet examen. L'interprétation est simple et l'examen est plus tolérable que les épreuves caloriques pour les patients.

Les épreuves caloriques durent 30 minutes dans la meilleure configuration. Plusieurs difficultés peuvent être rencontrées. Chez l'adulte, les vertiges et nausées occasionnés ne sont pas toujours bien tolérés et certains patients ne supportent pas les 4 enregistrements. Chez les enfants, les difficultés sont beaucoup plus importantes. Tout d'abord la mise en place du masque n'est pas aisée d'autant que la taille du masque n'est pas adaptée à tous les âges. La mise dans l'obscurité est un frein supplémentaire à la compliance des enfants. La plus grande difficulté est d'avoir une ouverture des yeux suffisante après irrigation pour obtenir un enregistrement correct du nystagmus induit. La compréhension et l'attention des enfants sont souvent difficiles à obtenir. Il est nécessaire d'avoir une équipe formée, entrainée, constituée d'au moins deux personnes, avec une bonne coopération des parents. Licameli et al (57) n'a pu réaliser des épreuves caloriques que pour 3 des 42 enfants inclus en raison de difficulté de tolérance de l'examen. Par contre Jacot et al (23) a réussi à réaliser des épreuves caloriques pour 87 des 89 enfants testés. Les examens sont réalisés par une équipe très entrainée et avec des techniques adaptées aux enfants.

5) Evaluation de la fonction vestibulaire

Le bilan vestibulaire tel qu'il a été décrit ne teste pas toutes les parties du vestibule. En effet les autres canaux semi-circulaires (postérieur et antérieur) ainsi que l'utricule ne sont pas explorés. Les PEOM et les épreuves caloriques sont complémentaires car testent deux entités différentes du vestibule en utilisant des fréquences distinctes. Aucun test vestibulaire ne peut à lui seul tester l'ensemble du vestibule.

Les explorations vestibulaires servent non seulement à préciser le côté d'une lésion mais aussi à déduire quel organe vestibulaire est affecté. Pour explorer les autres canaux semi-circulaires, le head impulse test de Halmagyi peut être réalisé lors de l'examen clinique. Il s'agit d'un test rotatoire clinique qui stimule de façon individuelle et à hautes fréquences chacun des six canaux semi-circulaires. Ce test demande une expérience clinique particulière et est complémentaire des épreuves caloriques. Ces épreuves caloriques ont une excellente reproductibilité (58) mais ont des limites. Le moindre mouvement de caméra peut entrainer l'enregistrement de mouvements oculaires artefactuels. Elles ne testent qu'un seul canal à une seule fréquence et les dissociations sont fréquentes.

Concernant l'exploration otolithique, plusieurs tests ont été mis au point. Le RAIG (stimulation rotatoire sur axe incliné par rapport à l'axe g de la pesanteur) mis au point par Denise et Darlot (59) permet une exploration otolithique complète. Il n'en existe que trois appareils en France, dont un seul utilisé en pratique clinique courante dans l'équipe du Pr Wiener-Vacher pour les bilans pré et post implantation, uniquement chez les enfants. Par ailleurs, le test de la verticale subjective permet une évaluation subjective du système otolithique.

Les PEOM, décrits pour la première fois par Colebatch et Halmagyi en 1992 puis 1994 (16,60), sont une bonne alternative à l'exploration objective otolithique. C'est un examen de bonne qualité, reproductible (61,62). Les PEOM devraient être réalisés de manière optimale en tone burst de 500 Hz (63) ou en short tone burst (logon) (64). En effet les stimulations en tone burst permettent d'avoir des seuils de réponses plus bas que les clics (65,66) avec des amplitudes plus larges et sont moins inconfortables pour le patient. Cinq cent Hertz semble être l'intensité la plus basse entrainant une réponse (67). Le type de stimulation aérienne ou osseuse est controversé. Basta et al (68) ne retrouvait pas de différence significative entre les PEOM en CA et en CO, quelque soit le groupe d'âge, mais tous les patients de son étude avaient plus de 20 ans. De plus la réponse en conduction aérienne décroit en fréquence de survenue et en amplitude avec l'âge (67,69).

Dans l'article de Rosengren retraçant l'évolution et l'avenir des PEOM, il est admis que les PEOM en CA activent le saccule (70). Cette donnée a été uniquement décrite chez l'animal et extrapolé chez l'homme (71). Les PEOM en CO entraineraient non seulement des stimulations sacculaires mais aussi utriculaires. En effet les stimulations des PEOM sont transmises par les fibres afférentes du nerf vestibulaire aussi bien la branche supérieure qu'inférieure (72). Les fibres afférentes du saccule participent au nerf vestibulaire inférieur et celles de l'utricule, au nerf vestibulaire supérieur (figure 15). Dans l'étude de Curthoys chez le cochon (73) , la vibration entraine, contrairement à la stimulation aérienne, une activation des deux organes otolithiques en stimulant aussi bien le nerf vestibulaire supérieur qu'inférieur. Des études chez l'homme devraient permettre de confirmer ces données et peut-être avoir un test rapide et facile à réaliser pour explorer l'utricule.

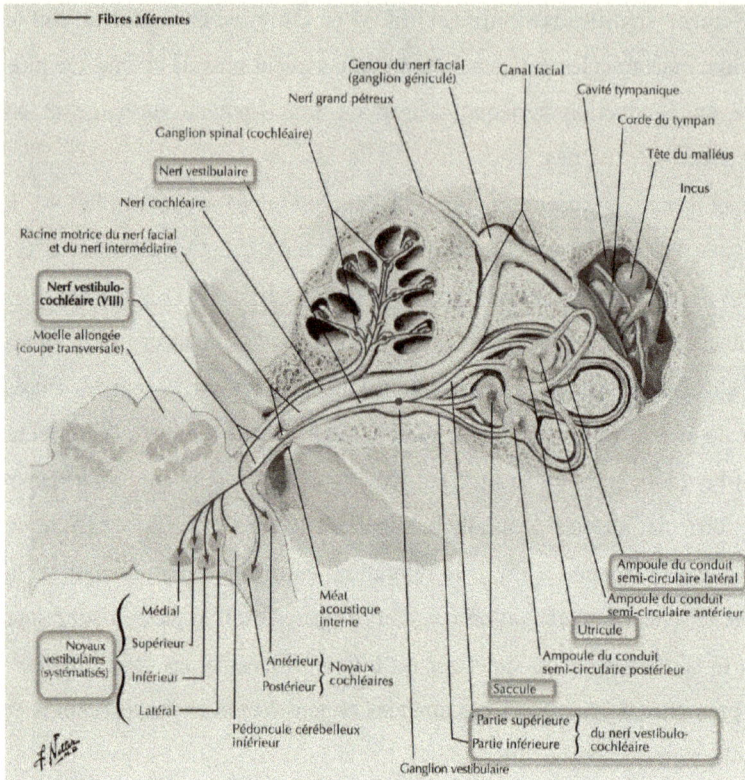

Figure 15 Nerf vestibulo-cochléaire (d'après Netter [74])

Plus récemment, des réponses myogéniques similaires secondaires à des stimulations otolitiques ont été évoquées. Ces réponses proviennent d'autres groupes musculaires notamment les muscles extra oculaires, dans le cadre du reflexe vestibulo-oculaire (75,76). Il s'agit alors de PEOM oculaires. Les potentiels enregistrés après une stimulation sonore aérienne ou osseuse sont plus courts (75). Ils pourraient se révéler utiles pour les patients incapables de contracter les muscles du cou.

L'exploration utriculaire unilatérale est aussi possible par le test de centrifugation unilatérale (77,78). Cet examen consiste en rotations du patient autour d'un axe vertical à une vitesse de 300-400°/s. Pendant la rotation, les sujets sont décalés de 3,5 - 4 cm d'abord vers la droite puis vers la gauche, sur un axe interaural, afin qu'un utricule soit aligné à l'axe de la rotation. La stimulation induite sur l'utricule ayant toujours une rotation reflète le reflexe oculo-otolithique. Les mesures sont faibles et difficiles à relever. Cet examen nécessite par ailleurs un appareillage spécifique.

Il existe donc plusieurs examens vestibulaires permettant d'explorer presque la totalité du vestibule. Cependant, réaliser des explorations complètes nécessiterait des moyens humains et matériels importants.

5. Conclusion

Depuis plus de 30 ans, l'implantation cochléaire a pour objectif de restaurer ou d'instaurer une fonction auditive pour les patients sourds profonds à sévères. Les indications ne cessent de s'élargir et la population pouvant bénéficier de cette technologie est de plus en plus vaste. C'est pour cela que les otologistes et les physiologistes s'intéressent depuis quelques années aux conséquences notamment vestibulaires de la mise en place d'un implant cochléaire. Notre étude tout comme la littérature, retrouve des lésions vestibulaires après implantation, aussi bien sacculaires que canalaires.

Une des causes mise en avant pour expliquer ces lésions vestibulaires est la technique chirurgicale, essentiellement l'insertion de l'électrode. Les avancées technologiques tendent à créer des électrodes de moins en moins traumatiques, plus courtes, de diamètre moins important et ne nécessitant plus de mandrin d'insertion. Les implants hybrides sont pour la même raison réputés moins traumatiques. Ces électrodes et les lésions vestibulaires induites seront à évaluer dans de futures études.

Les bilans pré implantation cochléaires sont réalisés par une équipe multidisciplinaire. Les bilans vestibulaires demandent du temps et de l'expérience. Les PEOM sont aisés à réaliser même chez les enfants et semblent tester non seulement le saccule mais aussi l'utricule. Des études futures chez l'homme devraient permettre de répondre à cette hypothèse. Les épreuves caloriques donnent des résultats quantitatifs d'interprétation aisée mais de réalisation délicate chez les enfants.

Les conséquences d'une destruction ou lésion partielle d'un système vestibulaire ne semblent pas corrélées aux symptômes vertigineux ressentis par les patients mais la composante parasympathique du système vestibulaire et les conséquences de sa destruction sont en cours d'exploration.

6. Références bibliographiques

1. Cochlée France implantation et suivi [en ligne]. (consulté le 21 aout 2012) http://www.cochleefrance.fr/implantation_suivi.html#nombre_ic
2. Tatović M, Babac S, Djerić D, Ančić R, Ivanković Z. The impact of hearing loss on the quality of life in adults. Srp Arh Celok Lek. 2011 juin;139(5-6):286-90.
3. Cheng AK, Grant GD, Niparko JK. Meta-analysis of pediatric cochlear implant literature. Ann Otol Rhinol Laryngol Suppl. 1999 avr;177:124-8.
4. Mosnier I, Bouccara D, Ambert-Dahan E, Herelle-Dupuy E, Bozorg-Grayeli A, Ferrary E, et al. Bénéfice de l'implant cochléaire chez le sujet âgé. Annales d'Otolaryngologie et de Chirurgie Cervico-faciale. 2004 janv;121(1):41-6.
5. The National Institutes of Health (NIH) Consensus Development Program: Cochlear Implants in Adults and Children [en ligne]. (consulté le 18 juillet 2012) http://consensus.nih.gov/1995/1995CochlearImplants100html.htm
6. Rapport Traitement de la surdité par implants cochléaires ou du tronc cérébral [enligne] (consulté le 1 juillet 2012) .http://www.hassante.fr/portail/plugins/ModuleXitiKLEE/types/FileDocument/doXiti.jsp?id=c_559034
7. Association Oreille et Vie - Implant cochléaire : Les démarches - Association des Malentendants et Devenus Sourds du Morbihan [en ligne]. (consulté le 5 aout 2012) http://oreilleetvie.org/appareillage/demarches/les-demarches/
8. Buchman CA, Joy J, Hodges A, Telischi FF, Balkany TJ. Vestibular effects of cochlear implantation. Laryngoscope. 2004 oct;114(10 Pt 2 Suppl 103):1-22.
9. Wikipedia contributors. Oreille interne [en ligne]. Wikipédia. Wikimedia Foundation, Inc.; 2012.(consulté le 5 aout 2012) http://fr.wikipedia.org/w/index.php?title=Oreille_interne&oldid=80455672
10. Todt I, Basta D, Ernst A. Does the surgical approach in cochlear implantation influence the occurrence of postoperative vertigo? Otolaryngology - Head and Neck Surgery. 2008 janv;138(1):8-12.
11. Tien H-C, Linthicum FH Jr. Histopathologic changes in the vestibule after cochlear implantation. Otolaryngol Head Neck Surg. 2002 oct;127(4):260-4.
12. Basta D, Todt I, Goepel F, Ernst A. Loss of saccular function after cochlear implantation: the diagnostic impact of intracochlear electrically elicited vestibular evoked myogenic potentials. Audiol. Neurootol. 2008;13(3):187-92.

13.   Filipo R, Patrizi M, La Gamma R, D'Elia C, La Rosa G, Barbara M. Vestibular impairment and cochlear implantation. Acta Otolaryngol. 2006 déc;126(12):1266-74.
14.   Jin Y, Nakamura M, Shinjo Y, Kaga K. Vestibular-evoked myogenic potentials in cochlear implant children. Acta Otolaryngol. 2006 févr;126(2):164-9.
15.   de Waele C, Tran ba Huy P. Exploration du système vestibulaire. EMC - Oto-rhino-laryngologie. 2005 mai;2(2):139-59.
16.   Colebatch JG, Halmagyi GM, Skuse NF. Myogenic potentials generated by a click-evoked vestibulocollic reflex. J Neurol Neurosurg Psychiatry. 1994 janv 2;57(2):190-7.
17.   HALLPIKE CS. The caloric tests. J Laryngol Otol. 1956 janv;70(1):15-28.
18.   Krause E, Louza JPR, Wechtenbruch J, Gürkov R. Influence of cochlear implantation on peripheral vestibular receptor function. Otolaryngology - Head and Neck Surgery. 2010 juin;142(6):809-13.
19.   Fina M, Skinner M, Goebel JA, Piccirillo JF, Neely JG, Black O. Vestibular dysfunction after cochlear implantation. Otol. Neurotol. 2003 mars;24(2):234-242; discussion 242.
20.   Enticott JC, Tari S, Koh SM, Dowell RC, O'Leary SJ. Cochlear implant and vestibular function. Otol. Neurotol. 2006 sept;27(6):824-30.
21.   Krause E, Louza JPR, Hempel J-M, Wechtenbruch J, Rader T, Gürkov R. Prevalence and characteristics of preoperative balance disorders in cochlear implant candidates. Ann. Otol. Rhinol. Laryngol. 2008 oct;117(10):764-8.
22.   Katsiari E, Balatsouras D, Sengas J, Riga M, Korres G, Xenelis J. Influence of cochlear implantation on the vestibular function. European Archives of Oto-Rhino-Laryngology. 2012 Apr 6.
23.   Jacot E, Van Den Abbeele T, Debre HR, Wiener-Vacher SR. Vestibular impairments pre- and post-cochlear implant in children. Int. J. Pediatr. Otorhinolaryngol. 2009 févr;73(2):209-17.
24.   Handzel O, Burgess BJ, Nadol JB Jr. Histopathology of the peripheral vestibular system after cochlear implantation in the human. Otol. Neurotol. 2006 janv;27(1):57-64.
25.   Gantz BJ, Turner C, Gfeller KE, Lowder MW. Preservation of Hearing in Cochlear Implant Surgery: Advantages of Combined Electrical and Acoustical Speech Processing. The Laryngoscope. 2005;115(5):796-802.
26.   Vibert D, Häusler R, Kompis M, Vischer M. Vestibular function in patients with cochlear implantation. Acta Otolaryngol Suppl. 2001;545:29-34.
27.   Heide G, Freitag S, Wollenberg I, Iro H, Schimrigk K, Dillmann U. Click evoked myogenic potentials in the differential diagnosis of acute vertigo. J Neurol Neurosurg Psychiatry. 1999 janv 6;66(6):787-90.

28.   Krause E, Wechtenbruch J, Rader T, Gürkov R. Influence of cochlear implantation on sacculus function. Otolaryngology - Head and Neck Surgery. 2009 janv;140(1):108-113.

29.   Vicini C, Campanini A, Ciuffolotti R, Armato E, Ferri E, Ulmer E. [Innovations, advantages and limitations of the infrared video-nystagmography]. Acta Otorhinolaryngol Ital. 2003 déc;23(6 Suppl 76):3-7.

30.   Brey RH, Facer GW, Lynn SG, Peterson AM, Suman VJ. Vestibular effects associated with implantation of a multiple channel cochlear prosthesis. Am J Otol. 1995 juill;16(4):424-30.

31.   Huygen PL, Hinderink JB, van den Broek P, van den Borne S, Brokx JP, Mens LH, et al. The risk of vestibular function loss after intracochlear implantation. Acta Otolaryngol Suppl. 1995;520 Pt 2:270-2.

32.   Ito J. Influence of the multichannel cochlear implant on vestibular function. Otolaryngol Head Neck Surg. 1998 juin;118(6):900-2.

33.   Mangham CA. Effects of cochlear prostheses on vestibuloocular reflexes to rotation. Ann Otol Rhinol Laryngol Suppl. 1987;128:101-4.

34.   Szirmai A, Ribári O, Répássy G. Air caloric computer system application in monitoring vestibular function changes after cochlear implantation. Otolaryngol Head Neck Surg. 2001 déc;125(6):631-4.

35.   Steenerson RL, Cronin GW, Gary LB. Vertigo after cochlear implantation. Otol. Neurotol. 2001 nov;22(6):842-3.

36.   Kubo T, Yamamoto K, Iwaki T, Doi K, Tamura M. Different forms of dizziness occurring after cochlear implant. Eur Arch Otorhinolaryngol. 2001 janv;258(1):9-12.

37.   O'Leary MJ, Fayad J, House WF, Linthicum FH Jr. Electrode insertion trauma in cochlear implantation. Ann. Otol. Rhinol. Laryngol. 1991 sept;100(9 Pt 1):695-9.

38.   Bance ML, O'Driscoll M, Giles E, Ramsden RT. Vestibular stimulation by multichannel cochlear implants. Laryngoscope. 1998 févr;108(2):291-4.

39.   Graham SS, Dickins JR. Postimplantation Meniere's syndrome with fluctuant electrical thresholds. Ann Otol Rhinol Laryngol Suppl. 1995 sept;166:412-4.

40.   Lesinski A, Kempf HG, Lenarz T. Tullio phenomenon after cochlear implantation. HNO. 1998 juill;46(7):692-4.

41.   Di Girolamo S, Fetoni AR, Di Nardo W, Paludetti G. An unusual complication of cochlear implant: benign paroxysmal positional vertigo. J Laryngol Otol. 1999 oct;113(10):922-3.

42.   Limb CJ, Francis HF, Lustig LR, Niparko JK, Jammal H. Benign positional vertigo after cochlear implantation. Otolaryngol Head Neck Surg. 2005 mai;132(5):741-5.

43.   Viccaro M, Mancini P, La Gamma R, De Seta E, Covelli E, Filipo R. Positional vertigo and cochlear implantation. Otol. Neurotol. 2007 sept;28(6):764-7.

44.   Zanetti D, Campovecchi CB, Balzanelli C, Pasini S. Paroxysmal positional vertigo after cochlear implantation. Acta Otolaryngol. 2007 mai;127(5):452-8.
45.   Jacobson GP, Newman CW. The development of the Dizziness Handicap Inventory. Arch. Otolaryngol. Head Neck Surg. 1990 avr;116(4):424-7.
46.   Krause E, Louza JPR, Wechtenbruch J, Hempel J-M, Rader T, Gürkov R. Incidence and quality of vertigo symptoms after cochlear implantation. J Laryngol Otol. 2009 mars;123(3):278-82.
47.   Krause E, Louza J, Hempel J-M, Wechtenbruch J, Rader T, Gürkov R. Effect of cochlear implantation on horizontal semicircular canal function. European Archives of Oto-Rhino-Laryngology. 2009;266(6):811-7.
48.   Tinnitus Suppression in Patients With Cochlear Implants : Otology & Neurotology [en ligne]. (consulté le 28 juillet 2012) http://journals.lww.com/otology-neurotology/Fulltext/2001/03000/Tinnitus_Suppression_in_Patients_With_Cochlear.14.aspx
49.   Olze H, Szczepek AJ, Haupt H, Zirke N, Graebel S, Mazurek B. The Impact of Cochlear Implantation on Tinnitus, Stress and Quality of Life in Postlingually Deafened Patients. Audiology and Neurotology. 2012;17(1):2-11.
50.   Litovsky RY. Bilateral Cochlear Implants in Adults and Children. Archives of Otolaryngology - Head and Neck Surgery. 2004 mai 1;130(5):648-55.
51.   Tait M, Nikolopoulos TP, De Raeve L, Johnson S, Datta G, Karltorp E, et al. Bilateral versus unilateral cochlear implantation in young children. Int. J. Pediatr. Otorhinolaryngol. 2010 févr;74(2):206-11.
52.   Rinne T, Bronstein AM, Rudge P, Gresty MA, Luxon LM. Bilateral loss of vestibular function: clinical findings in 53 patients. Journal of Neurology. 1998;245(6):314-21.
53.   Gantz BJ, Turner C. Combining acoustic and electrical speech processing: Iowa/Nucleus hybrid implant. Acta Oto-laryngologica. 2004 janv;124(4):344-7.
54.   Turner CW, Gantz BJ, Vidal C, Behrens A, Henry BA. Speech recognition in noise for cochlear implant listeners: benefits of residual acoustic hearing. J. Acoust. Soc. Am. 2004 avr;115(4):1729-35.
55.   Chen C-N, Wang S-J, Wang C-T, Hsieh W-S, Young Y-H. Vestibular Evoked Myogenic Potentials in Newborns. Audiology and Neurotology. 2007;12(1):59-63.
56.   Wang S-J, Chen C-N, Hsieh W-S, Young Y-H. Development of Vestibular Evoked Myogenic Potentials in Preterm Neonates. Audiology and Neurotology. 2008;13(3):145-52.
57.   Licameli G, Zhou G, Kenna MA. Disturbance of vestibular function

attributable to cochlear implantation in children. Laryngoscope. 2009 avr;119(4):740-5.

58.   Henry DF. Test-retest reliability of open-loop bithermal caloric irrigation responses from healthy young adults. Am J Otol. 1999 mars;20(2):220-2.

59.   Darlot C, Denise P, Droulez J, Cohen B, Berthoz A. Eye movements induced by off-vertical axis rotation (OVAR) at small angles of tilt. Experimental Brain Research. 1988;73(1):91-105.

60.   Colebatch JG, Halmagyi GM. Vestibular evoked potentials in human neck muscles before and after unilateral vestibular deafferentiation. Neurology. 42(8):1635-6.

61.   Isaradisaikul S, Strong DA, Moushey JM, Gabbard SA, Ackley SR, Jenkins HA. Reliability of vestibular evoked myogenic potentials in healthy subjects. Otol. Neurotol. 2008 juin;29(4):542-4.

62.   Versino M, Colnaghi S, Callieco R, Cosi V. Vestibular evoked myogenic potentials: test-retest reliability. Funct. Neurol. 2001 déc;16(4):299-309.

63.   Young Y-H. Vestibular evoked myogenic potentials: optimal stimulation and clinical application. Journal of Biomedical Science. 2006;13(6):745-51.

64.   Özdek A, Bayır Ö, Tatar EÇ, Korkmaz MH. Comparison of tone burst versus logon stimulation for vestibular evoked myogenic potentials. European archives of oto-rhino-laryngology and head & neck. 269(5):1425-9.

65.   Welgampola MS, Colebatch JG. Characteristics of tone burst-evoked myogenic potentials in the sternocleidomastoid muscles. Otol. Neurotol. 2001 nov;22(6):796-802.

66.   Welgampola MS, Rosengren SM, Halmagyi GM, Colebatch JG. Vestibular activation by bone conducted sound. J. Neurol. Neurosurg. Psychiatr. 2003 juin;74(6):771-8.

67.   Welgampola MS, Colebatch JG. Vestibulocollic reflexes: normal values and the effect of age. Clin Neurophysiol. 2001 nov;112(11):1971-9.

68.   Basta D, Todt I, Ernst A. Normative data for P1/N1-latencies of vestibular evoked myogenic potentials induced by air- or bone-conducted tone bursts. Clinical Neurophysiology. 2005 sept;116(9):2216-9.

69.   Basta D, Todt I, Ernst A. Characterization of age-related changes in vestibular evoked myogenic potentials. Journal of Vestibular Research. 2007 janv 1;17(2):93-8.

70.   Rosengren SM, Welgampola MS, Colebatch JG. Vestibular evoked myogenic potentials: Past, present and future. Clinical Neurophysiology. 2010 mai;121(5):636-51.

71.   Young. Responses of Squirrel Monkey Vestibular Neurons to Audio-Frequency Sound and Head Vibration, Acta Oto-laryngologica, Informa Healthcare [en ligne]. (consulté le 29 juillet 2012)

http://informahealthcare.com/doi/abs/10.3109/00016487709123977
72.   Iwasaki S, Chihara Y, Smulders YE, Burgess AM, Halmagyi GM, Curthoys IS, et al. The role of the superior vestibular nerve in generating ocular vestibular-evoked myogenic potentials to bone conducted vibration at Fz. Clinical Neurophysiology. 2009 mars;120(3):588-93.
73.   Curthoys I, Kim J, McPhedran S, Camp A. Bone conducted vibration selectively activates irregular primary otolithic vestibular neurons in the guinea pig. Experimental Brain Research. 2006;175(2):256-67.
74.   Netter FH, Kamina P. Atlas d'anatomie humaine. Issy-les-Moulineaux: Elsevier Masson; 2007.
75.   Todd NPM, Rosengren SM, Aw ST, Colebatch JG. Ocular vestibular evoked myogenic potentials (OVEMPs) produced by air- and bone-conducted sound. Clin Neurophysiol. 2007 févr;118(2):381-90.
76.   Rosengren SM, McAngus Todd NP, Colebatch JG. Vestibular-evoked extraocular potentials produced by stimulation with bone-conducted sound. Clin Neurophysiol. 2005 août;116(8):1938-48.
77.   Wuyts FL, Furman J, Vanspauwen R, Van de Heyning P. Vestibular function testing. Curr. Opin. Neurol. 2007 févr;20(1):19-24.
78.   Clarke AH, Engelhorn A. Unilateral testing of utricular function. Exp Brain Res. 1998 août;121(4):457-64.

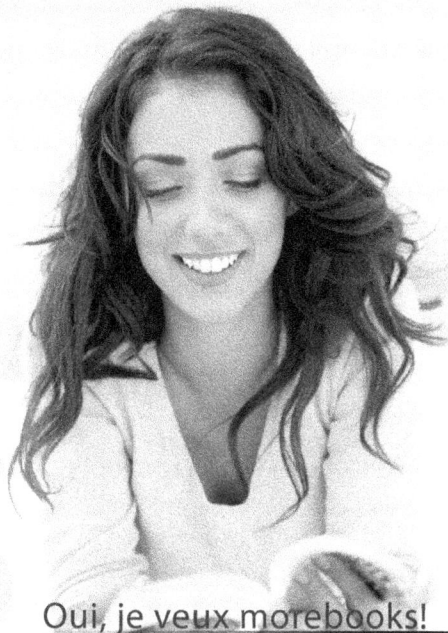